NOTICE

SUR LES

EAUX SALINES THERMALES

ET LES

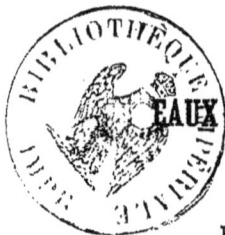

EAUX FERRUGINEUSES FROIDES

D'ALET,

PRÈS LIMOUX (AUDE),

Par Mr E. L.,

AVEC UN APERÇU SUR LEURS PROPRIÉTÉS MÉDICALES,

PAR M. FÉLIX MAYNARD,

Docteur en médecine, Membre de la Société géologique de France, de la Société
météorologique, &c.

PARIS,

CHEZ M. LARADE, 36, RUE DE LANCRY.

—

1854.

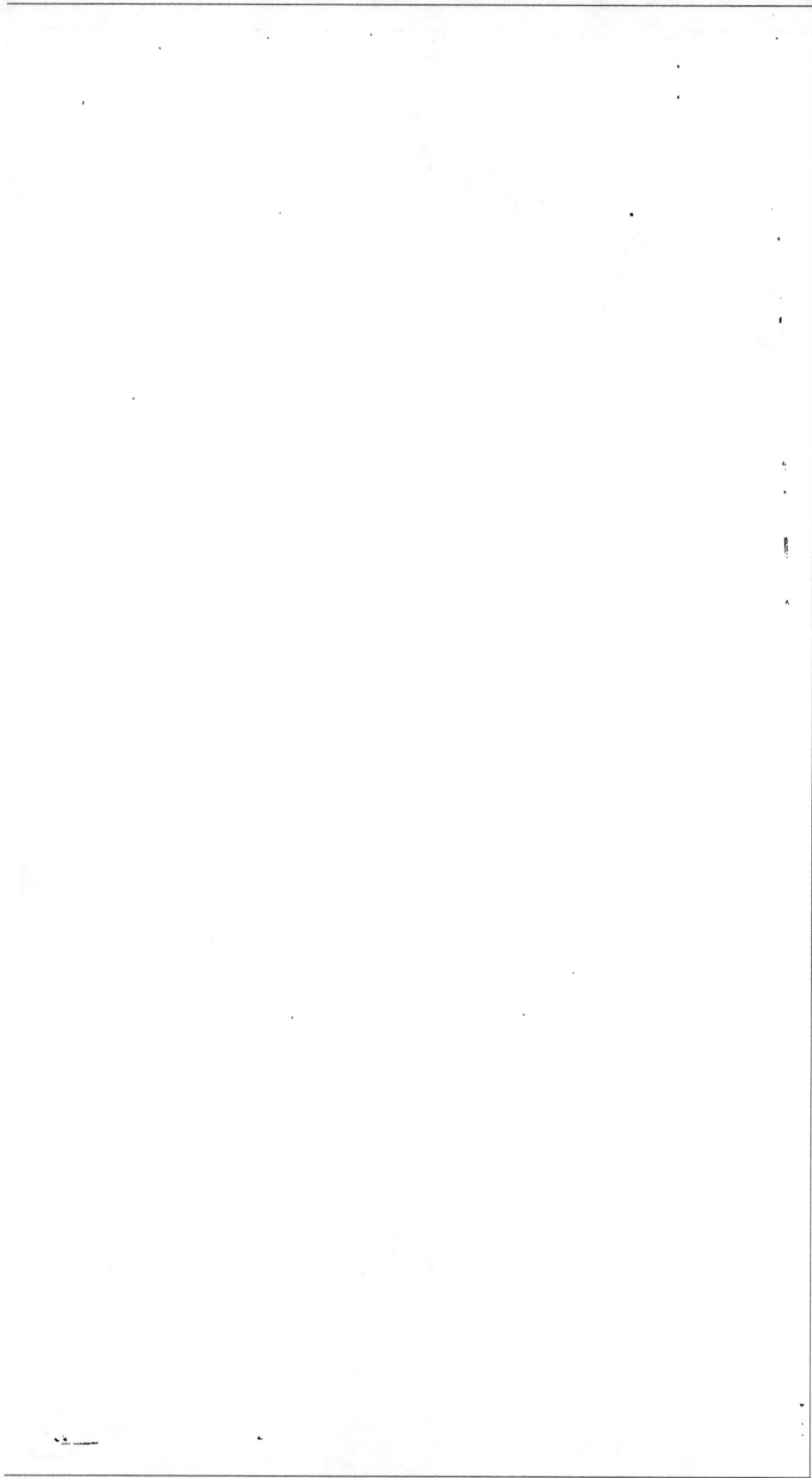

DEUX LEÇONS

DE

PHYSIOLOGIE

FAITES EN 1832 A LA FACULTÉ DE MÉDECINE

DE MONTPELLIER,

PAR Mr LORDAT,

Chevalier de la Légion d'Honneur ; Professeur de Physiologie ; Président des Jurys de Médecine ; Membre-Correspondant de l'Académie royale de Médecine de Paris ; de la Société royale de Médecine de Marseille ; de l'Académie royale de Médecine de Barcelonne , etc. , etc. ;

RÉDIGÉES , D'APRÈS SES NOTES MANUELLES ,

Par H. Kühnholtz,

Bibliothécaire et Agrégé en exercice de la Faculté de Médecine de Montpellier ; Membre de la Société de Médecine-Pratique , et Vice-Président du Cercle-Médical de la même ville ; Membre-Correspondant de la Société royale de Médecine de Marseille , de l'Académie royale de Médecine de Barcelonne, etc.

———•◦❊❊◦•———

A MONTPELLIER ,

Chez Auguste RICARD, Imprimeur, place d'Encivade.

————•◦•————

1833.

AVANT-PROPOS.

La publication actuelle se rapporte moins au Cours de cette année, où il sera traité des *fonctions du tube digestif*, qu'à celui de 1830, dont la Gazette-Médicale a fait connaître la majeure partie, et qui, comme on se le rappelle, roulait sur la Philosophie des deux Écoles rivales : *Paris* et *Montpellier*.

A cette époque, l'*Aristotélisme* était pour ainsi dire le cachet de la doctrine médicale de Paris, que Mr Lordat a combattue si vivement, et l'on peut même dire si victorieusement.

Le Professeur de Physiologie de Montpellier avait senti de bonne heure quels étaient et l'esprit et la tendance de cette nouvelle doctrine médicale, à laquelle travaillaient à l'envi des Physiciens, des Naturalistes et des Anatomistes distingués, sans contredit, mais qui tous s'exagéraient l'importance et l'utilité, par rapport à la Médecine-Humaine, des sciences qu'ils étaient chargés d'enseigner.

Si, pendant quelque temps, des hommes étrangers aux études philosophiques, et incapables de déterminer, avec précision, les limites naturelles de l'Anatomie, ont pu méconnaître la direction et le but de la Nouvelle Doctrine Médicale, il ne leur est plus permis à présent de n'être pas fixés sur ces deux points importans.

Ce n'est plus de nos jours l'*Aristotélisme* qui fait le fond de cette doctrine : l'*Aristotélisme* a lui-même pâli ; c'est à présent l'*Épicurisme*, ou, pour mieux dire, l'*ultra-Épicurisme* qui est à l'ordre du jour.

Grâces à un des coryphées de cette doctrine, auquel on ne peut du moins refuser le mérite de la franchise, ce qui fut long-temps une *arrière-pensée*, est maintenant dans tout son jour.

Voici comment s'exprime Mʳ J. A. X., *Membre de l'Académie de Médecine*, dans son ouvrage intitulé : *de l'Épicurisme et de ses principales applications ;* ouvrage dont Mr L. P. a donné une excellente analyse critique dans la Gazette-Médi-ale de Paris (1).

« A. Le système des atomes dévelo[. ; » par ÉPICURE explique tous les phéno- » mènes de l'Univers mieux qu'aucun » autre système connu.

» B. Il n'y a point de Dieu.

» C. Il n'y a point d'âme.

» D. La croyance à un être créateur, » conservateur et rémunérateur, et à » l'immortalité de l'âme, est éminem- » ment pernicieuse à la société; et par » conséquent les peuples ne seront mo- » raux, sages et heureux que lorsqu'ils » seront athées. »

En publiant deux leçons de Mr LORDAT, sur des points de haute Philosophie Mé-dicale, et qui doivent être regardées comme un plaidoyer de plus en faveur de la Doctrine Médicale de Montpellier, nous avons eu surtout l'intention de tra-vailler pour les Élèves qui ont terminé leurs études classiques par un Cours com-

(1) T. 5, n° 121, pag. 855 (édit. in-4°).

plet de Philosophie, et qui sont fermement résolus à ne marcher dans la carrière ouverte devant eux, qu'en prenant la direction la plus capable de leur faire atteindre sûrement leur but.

Ils auront maintenant toutes les données nécessaires pour juger en dernier ressort les deux doctrines rivales : s'ils cherchent la vérité de bonne foi et avec un esprit dégagé de toute prévention, il est impossible qu'ils hésitent encore à dire aux avocats des deux parties : *la Cour est instruite.*

Les deux leçons que l'on va lire avaient été déjà écoutées avec un intérêt soutenu, lorsque de nombreux Élèves auxquels se sont joints des Docteurs distingués et même des Professeurs, ont engagé l'auteur à les livrer à l'impression. Mr LORDAT y a consenti d'autant plus facilement, que le désir si formellement exprimé des Élèves qui suivent habituellement son Cours, aurait seul suffi pour l'y déterminer.

H. K.

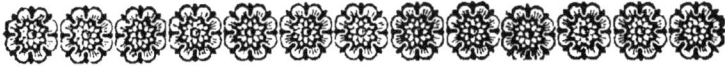

PREMIÈRE LEÇON.

Vitalisme, Vitaliste, Cause vitale ou Principe vital. — Vitalisme latitudinaire. — 1° Vitaliste à son corps défendant; 2° Vitaliste sans le savoir; 3° Vitaliste incomplet; 4° Vitaliste avancé pur; 5° Vitaliste superstitieux.

En abordant son auditoire, Mr LORDAT a témoigné qu'il avait toujours eu de la répugnance à l'entretenir, sans préliminaires, des choses essentielles qui formaient l'objet de son Cours. Il a exprimé la crainte qu'il avait de ne trouver, ni chez ses auditeurs, ni chez lui-même, toute l'attention indispensable pour poser les idées principales qui doivent servir de cadre à un assez grand nombre de leçons consécutives. Aussi préférant, dans une première réunion, toute la liberté d'une conversation ordinaire, a-t-il choisi un sujet qui ne se lie pas plus au Cours de l'année qu'au reste de la science médicale; mais quelque libre qu'il fût, Mr LORDAT n'a pas cru néanmoins pouvoir se dispenser d'un certain ordre. Il a donc rassemblé d'abord les idées principales qui se rapportaient à son sujet, pour les disposer ensuite de la manière la plus convenable. Malgré le désir qu'il avait de les contracter, et de se borner à son programme annuel, il s'est vu dans l'impos-

sibilité de les renfermer en une seule séance ; il a
été obligé d'y en consacrer deux.

« Vous serez peut-être surpris, a-t-il dit, en
» voyant ce sujet, puisqu'il semble ne demander
» qu'une définition, et tout au plus qu'un article
» de dictionnaire. Il ne s'agit, en effet, que de dé-
» terminer les acceptions des expressions *Vitalisme,*
» *Principe vital, Vitalistes ;* d'assigner les différences
» et les nuances de ces acceptions, afin de pouvoir
» caractériser exactement les diverses manières de
» raisonner qui méritent ces dénominations, et de
» qualifier les personnes qui les suivent respecti-
» vement.

» J'entends et je lis tous les jours ces mots dans
» des significations si vagues, si arbitraires, que
» ceux qui les profèrent semblent les employer à
» tort et à travers, sans se donner la peine d'en
» fixer la valeur. Je serais fâché que nos Élèves tom-
» bassent dans une incongruité pareille. J'ai cru
» n'être point inutile aux commençans en les met-
» tant en garde contre ces usages vicieux. »

Dans le sens *latitudinaire,* pour parler le langage de quelques controversistes célèbres (1), c'est-
à-dire dans l'acception la plus étendue, un *Vitaliste* est un homme qui reconnaît que les phénomènes caractéristiques des corps vivans ne peuvent
pas s'expliquer par les lois connues de la Physique
et de la Chimie. Pour être *Vitaliste* dans ce sens,
on n'a qu'à se souvenir des connaissances qu'on

---

(1) Voyez La Religion du Latitudinaire ; par JURIEU.

a pu acquérir dans les cabinets de Physique et dans les laboratoires de Chimie. On y apprend de quoi se composent les corps *non vivans ;* on les analyse souvent, et puis on les reconstitue à volonté, parce qu'on sait quelles sont les conditions d'analyse et de synthèse qui peuvent amener ces changemens.

Quand on a voulu considérer les phénomènes qui se passaient dans les corps *non vivans,* suivant leurs manières d'être réciproques, sans que ces corps changeassent de nature, on a obtenu des lois générales qui ont fait prévoir les mutations qui surviendraient dans d'autres corps *non vivans,* pourvu que les circonstances fussent semblables.

On a vu encore que ces changemens s'opéraient suivant les mêmes lois, dans les corps qui avaient été vivans, et qui maintenant étaient privés de vie.

Mais lorsque, examinant les corps actuellement *vivans,* et parcourant leur histoire, depuis leur formation jusqu'à leur mort, on a voulu chercher les causes, les conditions, la succession des phénomènes qui les constituent en tant qu'ils sont vivans, on a vu que les causes, les conditions, les modes de successions étaient fort différens de ce que la Physique et la Chimie nous avaient appris. Si cette réflexion est la notion fondamentale de la division des corps en ceux qui sont *bruts* et en ceux qui sont *vivans,* elle est aussi l'idée première du *Vitalisme.*

Le *Vitalisme* est donc l'ensemble des opérations mentales par lesquelles l'esprit fait un départ entre les corps nommés bruts et les corps qui jouissent de la vie; afin que, si ces derniers, considérés en tant que vivans, sont le sujet d'une science, on ne s'imagine pas que cette science se confond naturellement, et *à priori*, avec les sciences qui traitent des corps bruts. Cette idée est une formation de catégories fondées sur toutes les apparences ; mais rien n'empêcherait de réunir les deux sortes de corps en une seule catégorie, si l'on nous démontrait l'existence de liaisons cachées qui pussent prouver invinciblement l'identité des lois qui les régissent.

Ainsi la première proposition du *Vitalisme* est une proposition négative, qui est l'impossibilité *actuelle* d'accommoder les lois physiques avec les phénomènes constitutifs de la vie.

On entend dire quelquefois que les Médecins *vitalistes* forment une *secte*. Parler ainsi, c'est ignorer la valeur du mot *secte;* ne connaître guère mieux celle du mot *Vitalisme;* ou bien, n'avoir pas la moindre notion de l'histoire de la Physiologie. Une *secte* est une collection d'hommes qui se distinguent par quelques opinions différentes de celles que suit le commun. Ce mot, ainsi que son étymologie l'indique, désigne une branche qui est séparée de l'arbre entier. Or, le Vitalisme est l'arbre même de la Physiologie ; il en constitue le tronc, les racines, tout ce qui lui donne la vie. Qu'est le Vitalisme si ce n'est la distinction des corps en règnes *minéral*, d'une part ; *végétal et animal*, de l'autre : distinction qui est aussi ancienne que la Philosophie ? Car quand HIPPOCRATE s'est vanté d'avoir séparé la Médecine d'avec les sciences physiques, il ne fesait que fonder le Vitalisme. L'ancien adage : *ubi desinit physicus, hic incipit medicus*, ne signifie pas autre chose ;

et cette division, qui a commencé avec la Science de l'Homme, s'est perpétuée sans interruption jusqu'à nos jours. De tout temps, la grande majorité des Médecins a professé cette idée fondamentale, et il n'est pas un Praticien qui ose y renoncer dès ce moment, parce que la réunion des deux catégories en une, obligerait le novateur à expliquer tout phéno-mène vital par les lois de la Physique, et qu'aujourd'hui une pareille entreprise tendrait à la folie.

La proposition première du Vitalisme n'est donc pas une *opinion* particulière qui caractérise une *secte*: c'est un *fait psychologique* général, soit définitif, soit provisoire. Il ne faut jamais perdre de vue cette idée, parce qu'elle est inséparable de la Physiologie médicale. On verra, par la suite, que tout Médecin est *Vitaliste de fait ;* et que les différences que l'on trouve chez les divers hommes, proviennent uniquement du degré d'attention employée à contempler les suites de cette idée commune, et du degré de rigueur qu'ils ont mis à raisonner sur ses conséquences.

Tout Médecin est *Vitaliste de fait ;* car n'est pas *anti-Vitaliste* qui veut, comme on va bientôt s'en convaincre.

A plusieurs époques on a vu quelques savans qui ont voulu combattre le *Vitalisme* de la manière la plus directe, en soutenant que les phénomènes vitaux se résolvaient dans les lois de la Physique et de la Chimie. Les partisans de ce paradoxe ont été désignés jadis sous les noms de *Physiciens*, de *Mé-caniciens*, d'*Iatromathématiciens ;* et ceux du jour se décorent du nom de *Positifs*. Quels qu'aient été

leurs noms, ils ont trouvé peu de fauteurs parmi
les Médecins praticiens, parce que les faits pathologiques et thérapeutiques ne peuvent s'accommoder
des explications médico-physiques dont les conclu-
sions ressemblent trop à celles de Sganarelle : *Voilà
pourquoi votre fille est muette.* Mais ceux que ces doctrines ont séduit, nous ont fait voir une circonstance qui, suivant Mr Lordat, est la plus forte
preuve de *l'invincibilité du Vitalisme.* En effet, une
chose très-digne de remarque, c'est que, *dans leur
conduite, ils ont agi autrement que dans leurs propos....*
D'où il a fallu conclure qu'il y avait chez eux *beaucoup de penchant, et point de conviction.*

Archibald Pitcairn, si chaleureux dans la pro-
pagation du Mécanisme (1), devenait souvent, près
du lit du malade, tout à la fois et si empirique et
si crédule, qu'il prescrivait les crottins de brebis
pour le traitement de la variole, et la poudre de
crâne humain ou de pied d'élan pour celui de l'é-
pilepsie (2).

« Vous savez, a dit Mr Lordat, qu'aujourd'hui
» MM^rs Geoffroy-St-Hilaire, De Blainville, Du-

---

(1) « Du fond de l'Écosse, dit Éloy, en parlant de cet
» auteur, il parut vouloir régner sur toute la Médecine, *lui
» qui l'ignorait assez pour la réduire à trois problèmes.* Il avait
» l'esprit vif, mais trop peu en garde contre les écarts de
» l'imagination ; *enlichi de sa marotte,* il établit un *système
» mal assorti avec l'étendue de l'art de guérir.* »
Voy. Dict. hist. de la Méd. anc. et moderne. Mons, 1778,
in-4°, t. 3. (K.)
(2) *Opera omnia medica, Lugd. Batav.,* 1737, *in-4°, pag.*
517 : *De Variolis. Variolis correptos hâc methodo sanari jubeo.*

» TROCHET, sont les champions de la Physiologie phy-
» sique. Dans une lettre de Mʳ GEOFFROY, publiée
» par la Gazette-Médicale, j'ai vu que cet auteur
» rangeait MMʳˢ DUGÈS et DUNAL parmi les partisans
» de sa doctrine. Je ne suis pas surpris qu'il ait
» voulu enrôler des Professeurs de ce mérite ; mais
» le triomphe qu'il chante me paraît un peu pré-
maturé. Je n'ai entendu Mʳ DUGÈS que dans les
» actes publics où l'on argumente contre des thèses ;
» mais là, je ne me suis point aperçu que, ni dans
» la succession des idées médicales, ni dans le lan-
» gage qu'il employait, il ait abjuré la proposition
» fondamentale et sacramentelle du *Vitalisme*, c'est-
» à-dire, la distinction des deux règnes.

» Pour ce qui regarde Mʳ DUNAL, j'ai eu l'avan-
» tage d'entendre un grand nombre de leçons de
» son dernier Cours, et j'ai pu y voir toute sa pensée
» sur ce point.

» Dans une de ses premières séances, je l'ai en-
» tendu dire qu'il était persuadé intimement que
» tous les phénomènes des corps vivants étaient l'effet
» des mêmes causes que l'on signale et que l'on dis-
» tingue dans les laboratoires de Chimie et de Phy-
» sique, ainsi que des principes mathématiques ;
» et qu'*un jour les théories physiques des phénomènes*
» *vitaux seraient démontrées.* Mais il ajouta, immédia-
» tement après, que *nous étions encore loin de prouver*
» *ces vérités ;* qu'en attendant, nous ne pouvions
» désigner les causes des phénomènes qui se passent
» dans les corps vivants, que par des expressions
» *indéterminées.* Si les termes que j'emploie ne sont
» pas ceux de Mʳ DUNAL, je suis du moins très-sûr

» que je rends bien ses idées. En conséquence de
» cette remarque, ce Professeur se mit sans façon à
» parler botanique dans un langage pareil à celui du
» *Vitaliste* le plus décidé ; il considéra le *Principe*
» *Vital* des plantes, ses effets, et les modes de son
» *Unité,* comme aurait pu le faire BARTHEZ lui-même. »

Arrêtons-nous un instant sur le véritable sens d'une
expression ; la digression ne sera pas de longue durée.

On demande souvent une signification courte du
mot *principe vital* ; eh bien ! la voilà : recevons-la
de la bouche d'un homme qui ne s'en sert qu'à con-
tre-cœur, qui ne veut y mettre aucune idée contraire
à ses croyances, et qui se voit forcé de comprendre
implicitement dans un seul mot l'expression des
causes dont il ignore la nature.

Remarquez en passant que les causes des phénomènes vitaux sont renfermées dans un nom *singu-
lier*, pour faire allusion à l'*unité* ou à l'*individualité*
de l'agrégat vivant ; et que cette circonstance est
surtout digne d'attention, lorsque Mr DUNAL parle
de la plante, corps vivant où l'individualité n'est
pas aussi évidente que dans le système humain.

Conservez donc cette définition, a dit Mr LORDAT,
n'oubliez jamais que tous ceux qui savent abstraire,
expriment, dans des termes équivalens, ces notions
simples, dépouillées de toute opinion ; et, à notre
exemple, rendez l'expression *principe vital* complè-
tement indépendante et de la certitude de Mr DUNAL,
que tout doit se résoudre un jour en lois physiques ;
et du découragement où nous nous trouvons nous-
mêmes bien malgré nous. Revenons à l'objet prin-
cipal.

On voit donc que ces Messieurs adoptent la Doctrine Physique par affection, par divination, par pressentiment, et non par connaissance démonstrative, et que, s'ils y sont fidèles en spéculation, ils s'en éloignent en pratique et dans l'enseignement. Ils ont donc senti qu'en conscience ils devaient, au moins provisoirement, instruire leurs élèves suivant les principes du *Vitalisme*. Or, il semble que les dispositions mentales qu'on peut avoir pour telle ou telle École scientifique, peuvent être comparées aux vertus théologales : quel que soit le prix de la Foi et de l'Espérance, la vertu opérative, la Charité est celle qui est la plus agréable à Dieu. De même si les honorables Professeurs dont on vient de parler partagent leur âme entre deux parties opposées ; si le penchant et les prévisions les portent vers le *Mécanisme*, et la volonté vers le *Vitalisme*, on pourra se consoler en songeant que l'on aura au moins la meilleure part. Laissons donc Mr GEOFFROY se *targuer* des opinions qu'ils déclarent, et *profitons* de leur pratique, soit dans leurs exercices respectifs, soit dans leurs leçons.

S'il est permis de tout dire, pourquoi ne compterions-nous pas obtenir tôt ou tard entièrement ce dont nous possédons déjà la meilleure moitié ? Comme on le sait, les passions humaines ne peuvent pas se passer d'aliment. Le *quand même* n'est à leur usage, ni en amitié, ni en tendresse, ni en amour divin, comme nous l'assure BOSSUET. En serait-il autrement quand il s'agit d'une doctrine scientifique qu'on ne préfère que par sympathie ? Or, nos Professeurs ne trouvent pas cet aliment

dans le Mécanisme. Cette doctrine ne peut les allé-
cher long-temps, ni par des faveurs réelles, ni par
des coquetteries. De leur côté, ils ne la courtiseront
pas toujours gratuitement : avant peu nous les ver-
rons l'abandonner, ou par désabusement, ou par
désespoir ; et ainsi ils finiront par nous rester.

Il faut donc reconnaître que le nombre des Vitalistes en Médecine est presque la totalité, puisque ceux qui s'éloignent du Vitalisme, par désir,
y sont enchaînés par la force de la raison. Ils sont
Vitalistes A LEUR CORPS DÉFENDANT (1) il est vrai,
mais ils sont Vitalistes aussi bien que nous qui
sommes *Vitalistes résignés*.

Afin que ses auditeurs fussent tout-à-fait con-
vaincus que le *Vitalisme* était l'esprit général de
la République Médicale, et que les dissidens étaient
assez peu nombreux pour qu'on pût les négliger
dans le calcul, le Professeur de Physiologie a cru
devoir faire mention de ceux qu'il est permis d'appeler *Vitalistes sans le savoir.* Ce sont peut-être les
plus nombreux ; on va bientôt en savoir la raison.

Mais, avant tout, il est extrêmement important
de ne point perdre de vue la véritable acception des
deux mots *Vitalisme* et *Métaphysique.* Le vrai sens,

(1) Voici comment s'exprime Mʳ Isidore GEOFFROY-Sᵗ-HI-
LAIRE, sur les lois des êtres vivants, dans la préface de son
*Histoire générale et particulière des anomalies de l'organisation
chez l'homme et les animaux*, p. IX : « l'étude des êtres organisés,
» plus variée, plus complexe, modifiés à chaque instant par
» les phénomènes ENCORE INEXPLICABLES DE LA VIE, n'a pu
» être embrassée dans une aussi haute généralité, etc. »

le sens radical et légitime du mot *Vitalisme*, est : *distinction des corps vivans et des corps non vivans ; distinction au moins provisoire et actuellement indispensable entre les causes qui constituent la vie et celles qui produisent les faits observés dans les corps bruts ou morts.*

Quant à l'adjectif *Métaphysique*, il n'est personne qui, ayant suivi un Cours de Philosophie, n'ait été à même d'en apprendre la véritable signification. Les Élèves d'une Faculté de Médecine doivent la connaître encore mieux que d'autres, puisqu'ils sont obligés d'être Bacheliers ès-lettres. Comme on le sait, l'acception la plus naturelle et la plus étymologique du mot *métaphysique*, est : *qui ne peut pas tomber sous nos sens ; qu'on ne conçoit que par l'intelligence.* Allons un peu plus loin : on regarde comme *Physiques* des causes nécessaires qui enchaînent invariablement la succession des phénomènes observés et expliqués par la Physique et par la Chimie ; et l'on nomme *Métaphysiques* les causes qui ne sont point incontestablement identiques avec celles dont nous venons de parler. C'est encore, comme on le voit, une idée négative.

Cela posé, demandons à un Hallérien s'il est *Vitaliste ;* il nous répondra qu'il n'en a garde, et, néanmoins, il nous entretiendra de l'*irritabilité ;* et il prétendra expliquer tous les changemens qui surviennent dans les corps vivans au moyen de cette cause. Cette cause est certainement un principe *Métaphysique ;* elle n'existe que dans les corps vivans, en tant qu'ils sont vivans. Le partisan de HALLER ne saurait ouvrir la bouche sans faire penser que

lui et nous partons de cette idée commune que
les corps vivans sont d'une autre catégorie que les
corps non vivans ; et cependant il soutiendra qu'il
n'est pas *Vitaliste....!* Qu'en conclura-t-on ? Qu'il
ne connaît pas le sens du mot, et qu'il est *Vitaliste sans le savoir.*

Fesons une question pareille à un *Médecin Physiologiste;* il croira que nous l'insultons. *Lui Vitaliste?*
Eh ! pour qui le prend-on... ! Cela n'empêche pas
qu'il ne distingue les *agrégats vivans* d'avec les *corps
bruts;* qu'il ne parle, à tout instant, de l'*inflammation,* de l'*irritation,* de la *sub-irritation,* et de la
sympathie des organes. Par conséquent, rien ne s'op-
pose à ce qu'il admette dans le corps vivant, une
cause vitale de nature inconnue, qui est un principe différent des principes physiques célébrés dans
les laboratoires, c'est-à-dire un principe *métaphysique.* Il est donc évident que, quoi qu'il en dise,
il est *Vitaliste,* mais *sans le savoir.* Et si ce *Médecin
Physiologiste* nous dit, en outre, qu'il espère voir
se résoudre en explications physiques l'*inflammation,*
l'*irritation,* la *sympathie,* qu'il considère métaphy-
siquement aujourd'hui, en attendant qu'il puisse
mieux faire : nous dirons qu'en même temps qu'il
est *Vitaliste sans le savoir,* il l'est encore à *son corps
défendant.*

Voilà donc le véritable Vitalisme, l'idée domi-
nante et fondamentale de la Médecine, dans tous les
temps et dans tous les lieux. Il n'a été méconnu,
s'il est permis de le dire, que par une *anonymie* et
une *pseudonymie* singulières, qui sont loin de faire
honneur à l'érudition des Médecins modernes. Cette

double erreur va nous expliquer les préventions défavorables dont l'École de Montpellier a souvent à se plaindre, non-seulement de la part d'un public étranger à la science, mais encore de la part de nos confrères.

Pour être Médecin, et par conséquent vrai Physiologiste, ce n'est pas tout de reconnaître que les phénomènes de la vie ne se résolvent pas dans les lois présentes de la Physique; il nous faut subir toutes les conséquences de notre aveu. Si, dans l'étude de l'homme, il ne s'agissait que de satisfaire notre curiosité, nous pourrions abandonner ce qui n'est pas à la portée de nos sens, et nous rendre indifférens pour des connaissances inutiles. Mais il est ici question d'un de nos plus grands intérêts ; il s'agit de dissiper ou d'atténuer nos souffrances. Il a donc fallu appliquer toutes nos facultés mentales, à des phénomènes que les Physiciens ne pouvaient pas expliquer.

L'homme étant composé, ainsi que tous les agrégats vivans, de substances palpables soumises aux lois de la Physique, et de causes inconnues qui sont le motif de la distinction des deux règnes organique et inorganique : les Médecins ont dû s'attacher, d'abord, à faire une analyse très-détaillée de tous les élémens de chaque phénomène; et, ensuite, un départ scrupuleux des phénomènes qui rentrent dans la Physique, d'avec ceux qui sont réfractaires à ses lois.

Cet épluchement des deux sortes de faits est un travail pénible, long, minutieux, qui exige une connaissance très-étendue de l'histoire de l'homme;

et cependant cet inventaire n'est encore que la collection des matériaux de l'édifice.

Pour accommoder les faits à l'usage de la Médecine, pour les ériger en science pratique, il a fallu faire une série de propositions doctrinales liées ensemble, de manière qu'elles constituassent un corps systématique, tel qu'on le voit dans les sciences régulières qui sont publiquement enseignées, comme la Chimie, la Mécanique, l'Optique, la science du Magnétisme et de l'Électricité, etc. Une condition de ce problème était que les causes inconnues dont on est obligé de parler dans une suite de propositions doctrinales, fussent exprimées dans des termes qui n'ajoutassent rien d'arbitraire ni d'hypothétique; afin que chaque proposition fût inattaquable sous ce point de vue.

La science qui est le résultat de ces efforts est très-difficile. Elle suppose un grand génie chez ceux qui l'ont fondée, et de l'intelligence ainsi que de l'application chez ceux qui la conçoivent et l'exposent avec fidélité.

Ce qui fatigue le plus la tête, c'est de combiner continuellement des notions abstraites, sans qu'il soit permis de se reposer sur des substances concrètes. En Physique, en Chimie, les causes dont on observe le jeu sont confondues avec les corps que nous voyons et touchons. Les idées que l'on se fait, et d'une cause, et de l'altération de cette cause, sont inséparables des changemens sensibles qui surviennent dans les corps que nous manions. Aussi tout principe est-il alors le résultat d'une expérience que nous fesons à volonté, et il dépend presque de

nous, de confondre, dans notre esprit, le fait que
nos sens ont aperçu, et la proposition générale et
abstraite qui doit le représenter.

Il n'en est pas de même en Physiologie. Les causes
n'ont pas une relation nécessaire avec les apparences
du corps. Chaque jour nous sommes obligés de
parler d'affections morbides, par exemple, de la
syphilis, du cancer, de la goutte, du rhumatisme,
des diverses dispositions, sans qu'il nous soit permis
d'unir à ces notions abstraites l'idée d'un objet substantiel.

La Psychologie est bien moins difficile, puisque
nous sentons en nous tous les faits que l'on classe
dans cette science; tandis qu'en Physiologie, il faut
parler de causes que nous ne voyons ni ne sentons,
et dont il ne nous est pas permis de nous faire
une image.

Quel a été l'effet de cette difficulté? C'est que
beaucoup de *Vitalistes* se sont dispensés de prolon-
ger leurs études jusqu'à ces hautes régions. Aux
uns a manqué le courage, à d'autres peut-être le
pouvoir ; et, soit par paresse, soit par impuissance,
ils sont restés *Vitalistes incomplets.* En leur opposant
les grands Médecins de Montpellier, nous pouvons
appeler ceux-ci, non pas des *Vitalistes complets,* le
but est trop loin d'eux, mais du moins des *Vitalistes
consciencieux et avancés.*

« Et, je vous le demande, a dit alors Mr LORDAT,
» comment considérons-nous ce que nous ne pou-
» vons pas atteindre?..... nous prenons le parti de
» le mépriser. Aussi les *Vitalistes avancés* ont bien
» pu obtenir de la célébrité, mais on ne leur a
» témoigné que *fort peu de reconnaissance.* »

Les savans, étrangers à notre Art, n'ont pas pu apprécier les services qu'avait rendus l'École de Montpellier. D'un autre côté, les *Positivistes*, les *Vitalistes à leur corps défendant*, les *Vitalistes sans le savoir*, et tous les *Vitalistes incomplets* possibles, semblent s'être entendus pour la dénigrer ou pour la déconsidérer. Mais de quelle manière ? En ont-ils attaqué les propositions fondamentales propres ? Ont-ils démontré la fausseté de sa doctrine ou la gratuité de ses propositions ? non ; il aurait fallu pour cela commencer par la connaître et par la bien comprendre ; or, ses adversaires ne se sont jamais donné la peine de l'étudier. Ils ont trouvé plus commode d'en détracter vaguement, d'en ridiculiser les expressions propres, en y mettant les acceptions les plus facétieuses.

Au milieu des brocards insipides que nous rencontrons assez souvent dans les journaux qui insultent l'École de Montpellier, on trouve quelquefois des traits qui deviennent plaisans, parce qu'ils font connaître l'impéritie de l'artisan qui les a fabriqués. « Je lisais un jour, dans le Bulletin des » sciences médicales de Mᵣ de FÉRUSSAC, a dit Mᵣ » LORDAT, un article où l'on qualifiait d'ÉPOPÉE les » *Nouveaux élémens de la Science de l'Homme*, de BAR- » THEZ.... L'Épopée, le chef-d'œuvre de la Poésie, » où toute pensée est corps, où tout acte de l'in- » telligence est une image, assimilée à un ouvrage » où il n'y a pas une phrase qui ne soit une pro- » position abstraite, faite avec une austérité repous- » sante... ! Pensez-vous que l'homme qui s'exprime » ainsi, ait jamais entendu parler, ni de près, ni » de loin, du sujet de ce livre... ?

» J'ai vu, dans deux ou trois satyres de la même
» force, la doctrine de Montpellier signalée comme
» *Mystique.* Je ne sais pas si leurs auteurs connais-
» sent la signification des mots *Mystique* et *Mysti-*
» *cisme;* mais qu'ils la sachent ou non, il est bien
» certain qu'ils ignorent les élémens de la science
» qu'ils calomnient, et les mots avec lesquels les
» dogmes en ont été rédigés.

» On connaît, à Montpellier comme ailleurs, la
» distinction des divers genres de style, et l'emploi
» de chaque genre dans les différens cas. Or, j'ose-
» rais défier de trouver, dans les ouvrages purement
» didactiques des bons auteurs de cette École, une
» seule proposition, dont les expressions n'aient été
» employées dans le sens le plus direct et le plus
» naturel. Qu'on me cite dans les ouvrages de BAR-
» THEZ, par exemple, une formule doctrinale qui
» soit figurée, symbolique, mystérieuse, allégori-
» que. Si l'on n'en trouve pas, on jugera de la jus-
» tesse du sarcasme. »

Il ne faut pourtant pas croire que tous les *Vita-*
listes incomplets soient en insurrection contre les
Vitalistes plus avancés; il en est quelques-uns qui les
estiment, mais qui, par inhabitude ou autrement,
ne peuvent pas s'élever aux actes d'abstraction qui
sont indispensables pour l'acquisition du *Vitalisme*
pur. Alors ils parlent de bonne foi comme le fesait
Madame de SÉVIGNÉ, quand elle voulait être initiée
dans la connaissance des disputes théologiques qui,
de son temps, agitaient les esprits et troublaient
les cercles (il s'agissait probablement du Quiétisme
ou du Jansénisme) : *Votre Théologie est si déliée,*

disait-elle, qu'*elle s'évapore entre mes mains ; je ne saurais la saisir. Voudriez-vous me la rendre un peu épaisse, un peu crasse, pour qu'elle soit à mon usage?*

Il en faut convenir, un besoin pareil se fait ressentir souvent parmi nos confrères. Aussi les plus sévères des *Vitalistes avancés*, ceux qu'on peut appeler les *puritains* de la Médecine, ont senti la nécessité de tolérer une doctrine un peu plus grossière. Il faut bien entrer en communication avec des Praticiens estimables, quoique les dogmes qu'ils professent soient alliés avec quelques suppositions arbitraires.

Mais cette condescendance ne peut aller jusqu'à permettre que ces faits essentiels soient oubliés, et que la thérapeutique acquise par l'expérience soit anéantie, et remplacée par des règles imaginées d'après des théories vicieuses.

Aussi les *Vitalistes* qui, par état, sont obligés d'enseigner les parties de la Médecine les plus relevées, ne se contentent pas de se perfectionner, autant qu'il leur est possible, dans la Philosophie Baconienne, qui est la seule véritable ; mais encore ils apprécient, dans l'intérêt de leurs Élèves, les diverses nuances de ce *Vitalisme, que l'on peut appeler superstitieux,* et qui ont cours dans la République Médicale. C'est ce qui fera l'objet de la leçon suivante.

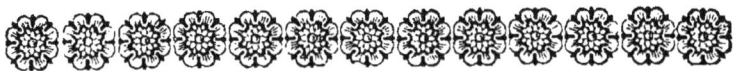

DEUXIÈME LEÇON.

Vitalisme superstitieux. Tolérance de ce Vitalisme. Censure
du Vitalisme Broussaisien.

Une des opérations mentales les plus pénibles,
une de celles qui exigent le plus de contention d'esprit, c'est de raisonner sur des notions purement
intellectuelles, c'est-à-dire, sur des sujets abstraits,
dénués de toute idée sensible ; et auxquels il n'est
pas permis de donner un corps, même par le secours de l'imagination.

Les Mathématiques pures forment une science entièrement abstraite. On sait combien est petit le
nombre des personnes qui parviennent à y acquérir
une certaine supériorité, malgré la perfection de leur
enseignement. Mais qui n'a pas remarqué combien
les théorèmes et les équations s'éclaircissent quand
on peut les appliquer à un objet sensible !

« Je m'adresse, a dit Mr Lordat, à ceux d'entre
» vous qui n'ont pas plus d'habitude de l'analyse
» algébrique que moi, et je leur demande s'ils peu-
» vent faire quelque usage d'une équation qui est
» une proposition vraie, mais qui n'est applicable
» à rien de substantiel, par exemple de celle-ci :
» $px = yy$. Mettons-la en langage vulgaire. *Dans cette*

» *phrase algébrique, il y a une quantité constante et*
» *deux variables. Dans les variables, les rapports mu-*
» *tuels sont tels, que si l'une multiplie la quantité cons-*
» *tante, le produit sera égal à la seconde puissance de*
» *l'autre.* »

Celui qui a rédigé cette proposition l'avait sans
doute tirée de quelque cas concret ; c'est-à-dire, ou
de la grandeur discrète, ou de la grandeur con-
tinue. Grâces à l'habitude d'abstraire, le Mathéma-
ticien oubliera la source d'où il a extrait ces élémens ;
il se plaira à les combiner de diverses manières, et
il pourra trouver une foule de propriétés renfermées
implicitement dans cette vérité.

Un novice ignorant les faits qui ont été l'occasion
de l'équation, et nullement exercé à ce genre d'opé-
ration mentale, se perd dans cette proposition ;
parce que, tant que la quantité est purement abstraite, il ne sait ce que sont, et la multiplication
des termes, et leurs deux puissances.

Mais si l'on opère la construction de cette équation au moyen de quelques lignes sur le papier, et
que l'on voie se former une parabole avec son pa-
ramètre, comme la tête se sent aussitôt soulagée !
L'esprit repose sur ces traits ; il aperçoit la *quantité*
qui est devenue concrète ; pour lui l'abstrait a dès
ce moment acquis un corps ; il a vu ce qu'était la
multiplication dans ce cas, ainsi que la seconde
puissance des signes, et il a très-bien conçu la relation des abscisses et des ordonnées.

La partie des Mathématiques pures où l'on
peut *corporifier* ainsi des propositions abstraites, est
une chose aussi agréable qu'aisée. Ce mode d'acqui-

sition des vérités est d'autant plus avantageux qu'ici l'abstrait et le concret se confondent , et que la vérité que l'on veut introduire dans l'intelligence , entre en même temps par les sens.

La Médecine consciencieuse de tous les temps, dont l'origine remonte jusqu'à HIPPOCRATE , et que l'on enseigne dans cette École , contient, un très-grand nombre d'expressions qui sont de vraies formules ; des propositions qui sont le résultat d'une multitude de phénomènes profondément analysés ; et des inductions tirées d'une Philosophie austère. Mais elle n'est pas aussi heureuse que la Mathématique pour les enseigner : elle n'a pas l'art de les construire autrement que dans la pratique. Quand il s'agit de les transmettre didactiquement , nous n'avons aucun moyen de les corporiser. Prenons quelques exemples : *cause ou principe de la vie ; sensibilité vitale ; faculté motrice ; affections morbides en puissance ; affections goutteuse , rhumatique ; génie intermittent ; individualité vitale ou moi vital ; conspiration des organes , etc.* : tous ces mots expriment sans doute des notions très-réelles , sur lesquelles les Leibniz ou les Lagrange de la Physiologie Médicale raisonnent d'abord très-exactement, et desquelles ils déduisent ensuite des résultats nouveaux. Ceux même d'entre les Médecins qui ne sont pas doués d'un génie inventif, mais qui ont de l'intelligence et de la patience , suivent parfaitement toutes les idées de leurs devanciers, et ils en conservent exactement la tradition, surtout à l'aide de la pratique médicale. Mais quand il est question de commençans , qui ne connaissent pas les faits ; qui, dans le cours de leur scholarité, n'ont

pas eu le temps de contempler les phénomènes dont
la connaissance était nécessaire pour qu'ils pussent
s'élever jusqu'à l'intelligence de la vraie signification
des expressions citées : comment pourrait-on abréger
leurs études ? Comment leur rendre immédiatement
sensibles des notions intellectuelles qui sont pourtant la base de la science ? Convenez donc que l'enseignement de la vraie Médecine a bien moins de
ressources que les Mathématiques , pour commu-
niquer des idées abstraites.

Le moyen dont usent fréquemment des Vitalistes qui ont quelque habitude de l'enseignement,
c'est de comparer les *modes d'être* du corps vivant,
en tant qu'il est vivant, avec les modes d'être du
système psychologique. Mais on sent que cette manière de faire concevoir les modes vitaux, est assez
bornée , puisque le parallèle n'est pas aussi étendu
qu'on le désirerait ; d'ailleurs une comparaison est
loin d'équivaloir à une identité.

Bien des gens , et surtout les jeunes , trouvent
mieux leur compte à emprunter à l'imagination une
substance fictive qui s'incorpore avec les notions
abstraites dont on s'occupe, afin que l'esprit puisse
mieux s'en servir dans les théories. Il a bien fallu con-
sentir à ce soulagement ; mais il est aisé d'apercevoir
que dès qu'on s'éloigne du *Vitalisme pur*, les propositions doctrinales ne sont plus irréprochables : à
la vérité médicale ainsi rédigée se trouve surajoutée
une idée *superstitieuse* qui l'infecte. Nous l'appelle-
rons *superstitieuse*, pour nous conformer à l'étymologie de ce mot ; la *superstition* n'étant absolument
qu'une croyance surajoutée à la réalité.

Les exemples de *Vitalisme superstitieux* que Mr Lordat s'est contenté de citer , sont : *l'Animisme de Stahl , l'Helmontisme,* le Vitalisme des *Névrosistes,* pour employer l'expression de Mr Broussais , et la *Doctrine Physiologique.*

Vous direz peut-être : puisque les Vitalistes purs veulent que les propositions doctrinales de la Physiologie soient dégagées de toute addition hypothétique , pourquoi ferment-ils les yeux sur les hypothèses de quelques Vitalistes célèbres , tels que Van-Helmont et Stahl ? Pourquoi lisent-ils leurs ouvrages ? — On vient de vous le dire. Les idées trop relevées sont difficiles à saisir : on a imaginé de leur donner de la consistance , et nous avons laissé faire. Quand elles sont pures , elles se perdent ; peu d'hommes se donnent la peine de les conserver. Il vaut mieux les propager et les perpétuer au moyen de l'alliage , que de les laisser tomber dans l'oubli. C'est ce que nous a montré l'expérience.

Comparez l'esprit médical des divers établissemens didactiques. Grâces à la considération que les Professeurs de Montpellier ont eue pour les ouvrages de Van-Helmont, de Stahl et de Wepfer, il s'est établi dans cette ville, presque dans l'atmosphère , un certain nombre de dogmes de haute Médecine, qu'on n'entend jamais dans des Écoles qui ignorent l'existence de ces auteurs, ou qui , si elles les connaissent seulement assez pour les citer , ne prononcent jamais leurs noms qu'avec dérision.

Il est vrai que les Vitalistes ont payé cher cette courtoisie qui pourtant était raisonnée. — Et comment ? — Le voici : les *Vitalistes incomplets,* tels que

Haller et feu Mr Cuvier, qui ne s'étaient pas suffisamment occupés des faits médicaux, et qui par
conséquent n'ont pas été en état de distinguer les
hautes propositions pures des *Vitalistes avancés*,
d'avec les propositions congénères sophistiquées des
Vitalistes superstitieux, ont accusé toute la Faculté
de Montpellier d'être Helmontienne ou Stahlienne,
à cause de ses accointances.

D'une autre part, les *Vitalistes hypothétiques*, qui
sont une subdivision des *superstitieux*, n'ont pas été
plus clairvoyans sur cet article que les *incomplets*. Ils
n'ont vu les propositions du *Vitalisme pur* qu'à travers
le voile qui embarrasse les leurs ; et cette hallucina-
tion a été transportée par eux aux objets qu'ils regar-
daient. Ainsi ils ont pu croire, de la meilleure foi du
monde, que leur *Vitalisme* était identique avec le
nôtre.

Le Professeur de Physiologie a dû nous avertir
de cette double erreur, afin que nous fussions en
garde contre cette confusion des divers degrés du
Vitalisme que favorisent, d'une part, des personnes
mal informées, et peut-être pas bien intentionnées ;
et de l'autre, des amis trop prévenus en leur faveur.

Mr Lordat n'a pas cru pouvoir se dispenser
de dire un mot sur la manière dont les *Vitalistes
purs* ont considéré les hypothèses particulières des
Vitalistes superstitieux, afin que l'on vît si les pre-
miers avaient eu tort dans leur condescendance et
dans leur sévérité.

La superstition de Stahl est de rapporter à l'âme
pensante tous les phénomènes vitaux, en dépit du
sens intime qui nous dit que l'âme est étrangère

aux faits que les Médecins étudient avec tant de
soin. Si quelqu'un a assez de crédulité pour adopter
cette idée, on ne voit pas pour quelle raison médicale on l'en dissuaderait. Après lui avoir dit que,
dans les sciences, il ne faut *rien croire;* qu'on
doit se contenter ou de *savoir,* ou d'*ignorer,* ou de
calculer les probabilités; s'il veut passer outre, on
ne peut pas lui dire que cette doctrine exclut les
faits médicaux les plus essentiels ou les principaux
dogmes. Au contraire, son hypothèse le confirmera
dans la connaissance de ces grandes vérités : *unité*
du système vivant ; *conspiration* des organes; diffé-
rence entre les *réactions* et les *affections* vitales ; *maladies* qui sont des *fonctions utiles,* quoique dange-
reuses ; et *maladies destructrices....* Tout entre là-
dedans sans peine.

Si plusieurs faits manquent explicitement aux li-
vres des Stahliens, ils peuvent y entrer à volonté;
aucun principe ne les repousse. Disons plus : le désir
de compléter l'identité du système psychologique
avec le système physiologique, a toujours engagé les
studieux à voir de plus près l'histoire des fonctions
naturelles et des maladies.

L'Helmontisme est, pour le moins, aussi commode : il reçoit tous les faits ; il se prête à l'en-
chaînement que l'expérience nous fait apercevoir;
car ses causes, toutes poétiques, n'ont été imaginées
que pour les rendre propres à ces effets.

Qu'est-ce que cette doctrine ? C'est une histoire
des principaux phénomènes qui constituent la vie
humaine ; phénomènes dont les causes sont censées
être des substances à demi-spirituelles, semblables aux

êtres fictifs qui forment le merveilleux des poëmes épiques.

Philosophiquement parlant, c'est un mal, sans doute, que des hommes destinés à une science aussi profonde, laissent, pour ainsi dire, rouiller leur entendement, ou ne le fassent mouvoir qu'à la remorque de l'imagination. Mais enfin, s'il est des hommes qui, par imperfection de leur éducation ou par paresse, sont incapables de combiner des notions abstraites sans le secours de cet adminicule, il serait cruel de le leur refuser. Quand on conserve tous les faits, quand on se croit dans l'obligation de respecter les observations que l'expérience nous a transmises, quel mal y a-t-il, médicalement parlant, à ce que des dogmatiques s'ingénient à créer des agens substantiels, dont les inclinations, les passions et les pouvoirs seront exactement en rapport avec les phénomènes ? Pourvu que la vérité historique, tant pathologique que thérapeutique, soit bien respectée (et il ne faut pas oublier que la succession des faits est partie intégrante de l'histoire), il faut permettre aux hommes de se créer les causes qui leur font plaisir.

« On assure, a dit Mʳ Lordat, que des Physi-
» ciens d'un grand mérite ont encouragé ceux qui
» expliquent les phénomènes vitaux au moyen de
» l'électricité. Vous pensez bien que, pour faire un
» principe de la vie avec l'électricité, il a fallu au-
» tant d'industrie au moins que pour former un
» Archée. La façon me semble de part et d'autre
» également ingénieuse : la préférence que les juges
» ont donnée à un des produits, paraît venir de ce
» que l'étoffe avait été prise à leur boutique. »

La superstition des *Névrosistes* est une persuasion que la cause des phénomènes vitaux réside dans le système nerveux; et que les maladies affectives proviennent toutes de ce même système.

Cette croyance est certainement fort gratuite, et un homme qui se piquerait de n'adopter une proposition que d'après des preuves, serait fort surpris d'entendre dire que les nerfs sont la cause d'une maladie déterminée, lorsqu'il n'est pas en notre pouvoir de montrer, dans ce système, une altération anatomique qui soit en rapport avec les symptômes de cette maladie. « Mais vous le voyez, a dit le » Professeur, une proposition abstraite est impos- » sible pour certaines gens, s'ils ne l'appliquent pas » sur le champ à un objet concret. *Des nerfs, voilà* » *quelque chose de bien matériel, de bien palpable,* » *semblent-ils s'être dit une bonne foi ; emparons-* » *nous-en et fesons-en une cause, quittes pour croire* » *que tous les modes vitaux que supposent les divers* » *phénomènes observés, soit en santé, soit en maladie,* » *sont des altérations anatomiques invisibles renfermées* » *dans ces cordons blancs. Tout cela est fort hasardé,* » *mais l'idée des nerfs nous sauvera.*

» Quand ces Médecins ne sont pas difficiles, quand » ils consentent à supposer dans ces organes même » intacts, les causes de tous les faits observés, et » la raison suffisante de l'ordre de succession natu- » relle de ces faits; pourquoi les troublerions-nous » dans leur foi? La Philosophie pourrait bien s'en » plaindre, mais la Médecine-Pratique n'y verra pas » un grand mal.

» Aussi vous voyez que Mr Double, Médecin de

5

» Montpellier, autrefois mon condisciple, toujours
» mon ami, a pensé devoir feindre la croyance du
» pays qu'il habite, afin d'être entendu par ses com-
» patriotes. Il sait très-bien comment devraient être
» exprimées, conformément au langage du Vita-
» lisme pur qu'il a parfaitement étudié, les propo-
» sitions pathologiques qu'il a soutenues, en oppo-
» sition avec les opinions de son compétiteur M^r
» Broussais. Il voulait établir que, dans la plupart
» des maladies dites *internes*, l'affection se montre
» d'abord dans tout l'individu vital ; que, dans le
» progrès de la maladie, les symptômes se con-
» centrent de plus en plus, et que par conséquent
» une *affection*, proprement dite, n'est pas un
» mode qui parte d'un point, pour étendre ses effets
» dans tout le corps. Mais s'il avait parlé de l'*unité*,
» de l'*individualité* de l'agrégat vivant ; s'il avait bien
» distingué une *affection* d'avec une *maladie pure-*
» *ment réactive :* il aurait risqué de n'être pas com-
» pris, et il aurait inspiré des préventions défavora-
» bles. Il a pris un parti plus prudent : *ob duritiem*
» *cordis*, il s'est servi des nerfs pour *substantialiser*
» *l'unité du système* et toutes les *affections* morbides
» diverses. Voudriez-vous que ce langage irrégulier
» devînt un sujet de discorde, et que les *Vitalistes*
» *purs* rompissent la communion entr'eux et les
» *Névrosistes ?* Non ; cette supposition ne vous donne
» pas, il est vrai, l'initiative de la recherche des
» faits, comme vous l'avez vu dans le Stahlianisme ;
» mais elle ne rejette pas les vérités. Les mots *nerfs*,
» *système nerveux* sont pris dans un sens arbitraire
» fort différent de celui qui est employé en Ana-
» tomie ; voilà pourquoi la Pathologie et la Thé-

» rapeutique restent toujours les mêmes pour ceux
» qui déjà les savent. »

Il n'en est pas ainsi du *Vitalisme superstitieux* des
Médecins Physiologistes. Leur croyance fondamentale
est, que les phénomènes vitaux ne sont que des
phénomènes de *réaction*, et que par conséquent il
n'existe point d'*activité* propre, d'*autarchie*, dans le
corps vivant; qu'une maladie n'est qu'une réaction
excessive d'un point du corps sur lequel une impression insolite a été faite; que l'état maladif général n'est que la dissémination sympathique de la
réaction locale primitive; que la réaction est toujours identique par rapport à sa nature, et que ses
différences ne consistent qu'en des degrés qui sont
la *sub-irritation*, l'*irritation*, la *sous-inflammation*, et
l'*inflammation* plus ou moins violente; que la Thérapeutique n'a d'autre vue que d'éteindre ou de
modérer la réaction locale, et si besoin est la réaction générale. Cette doctrine n'a été faite évidem-
ment que pour la Chirurgie, et principalement pour
la Chirurgie Militaire. Mais elle est tellement en
opposition avec la Médecine interne, que les *Vitalistes purs* ne peuvent pas fermer les yeux sur un
principe destructeur des neuf dixièmes de la Pathologie, et des vrais élémens de la Thérapeutique
vitale. Elle repousse tous les faits pathologiques
que la nature vivante produit, et qu'il nous est
impossible de déterminer à volonté; et elle conserve
ceux que nous pouvons produire ou faire naître
par l'art quand nous le voulons. C'est anéantir la
Médecine proprement dite. Celui qui reste étranger
aux dogmes fondamentaux de l'Antiquité, savoir:

l'*impetum faciens* ; la *conspiration* des organes ; la *nature* des maladies dans l'indivis; la distinction des maladies en *visibles* et en *cachées*, comme parle HIPPOCRATE, c'est-à-dire en *réactives* et en *affectives;* la constitution particulière de chaque affection; les diverses *méthodes thérapeutiques : celui-là*, a dit Mr LORDAT, *n'est certainement pas Médecin.*

Une doctrine qui laisserait ignorer de pareils principes, devrait être condamnée : que ne doit-on pas faire de celle qui les rejette formellement sans avoir pris la peine, nous ne dirons pas de les *comprendre*, mais même de les *étudier !*

Il paraîtrait, en effet, que la *Doctrine Physiologique* porte malheur à ceux qui la suivent, au point de les rendre incapables de comprendre l'esprit des Doctrines qu'ils attaquent.

C'est ce que l'on voit par la manière dont son fondateur caractérise la Philosophie Médicale de l'École de Montpellier, dans un *Mémoire sur la Philosophie de la Médecine*, *lu à une séance de l'Académie des sciences.*

« Cette École, dit Mr BROUSSAIS, fit consister
» la sagesse médicale à concilier l'observation inerte
» d'HIPPOCRATE avec l'activité turbulente des Humo-
» ristes, à condition toutefois qu'on parlerait sans
» cesse de la force vitale, et multipliée et diversifiée,
» suivant le nombre des phénomènes observables :
» autant de forces, autant de phénomènes ; voilà
» cette sagesse dans son essence. »

A côté de cette plaisante exposition, nous allons en placer une autre telle que Mr LORDAT la conçoit : nos lecteurs ne seront peut-être pas fâchés de pouvoir faire cette comparaison. La voici :

Quand il s'agit de Médecine-Pratique, l'École de Montpellier fait consister la Philosophie :

A reconnaître, comme HIPPOCRATE, *l'individualité* et *l'activité propre* du système vivant ;

A séparer, par la pensée, dans ce système individuel, les *vices* purement *physiques*, d'avec les maladies qui sont des états *vitaux ;*

A distinguer, dans les maladies, celles qui ne sont que des *réactions immédiates* contre des impressions malfaisantes, d'avec celles qui proviennent d'un état profond, appelé *affection morbide ;*

A traiter les maladies *réactives* par les principes qui constituent toute la Thérapeutique *rationnelle* et *conséquente* de M' BROUSSAIS ;

Pour ce qui regarde les maladies *affectives*, à étudier une à une toutes les affections morbides, plus les symptômes, les types, les phases ainsi que les particularités qui les manifestent et les caractérisent respectivement ;

A se pénétrer de toutes les méthodes thérapeutiques que l'expérience, la raison et la connaissance des auteurs ont suffisamment approuvées ; et de celles qu'une analogie prudente a proposées, en commençant par les méthodes thérapeutiques d'HIPPOCRATE, qui sont les *Naturelles*, et en continuant par les *Analytiques*, les *Spécifiques*, les *Imitatrices*, les *Perturbatrices* ou autres, de tous les temps et de tous les lieux ;

A appliquer ces méthodes aux divers cas des maladies *affectives*, en les rapportant, suivant les circonstances, soit aux affections, soit aux effets qui les manifestent ;

A attaquer l'*affection morbide*, quand nous possédons des méthodes spécifiques ou autres qui sont
à notre disposition, et qu'on n'a pas à craindre d'augmenter les symptômes ;

A attaquer les symptômes quand l'Art est im-
puissant contre l'*affection*, ou quand nous pouvons
espérer de la voir se résoudre spontanément par le
temps ; mais en se conduisant de telle sorte, que
les moyens dirigés contre les effets sensibles ne soient
pas capables d'augmenter l'*affection* ;

Enfin, à faire en Thérapeutique ce que l'on fait
en morale, lorsqu'il s'agit de gouverner un homme
atteint d'une passion violente qui, comme on le sait,
exige que l'on dirige ses moyens tour à tour contre
l'affection morale et contre les actions qui en sont
l'effet ; que l'on emploie la sagesse contre cette passion quand la sagesse est de saison ; que l'on empêche le mal, soit par violence, soit par des dis-
tractions, lorsque la raison est impuissante ; mais
en fesant toujours en sorte que les moyens mis en
usage pour prévenir les mauvaises actions, actuellement imminentes, ne soient pas capables de rendre pire la disposition de l'âme ou de corrompre
les principes.

Cette formule n'est ni aussi courte, ni aussi gaie
que celle de Mr BROUSSAIS ; mais il est permis de
croire qu'elle paraîtra plus vraie et plus claire à nos
lecteurs. Il faut en excepter peut-être ceux qui n'ont
étudié d'autres maladies que celles de *réaction*, et
qui, par conséquent, n'ont jamais su faire la *vraie
distinction* des maladies en *externes* et en *internes*.

On nous dit que, instruits par le choléra, les

Médecins-Physiologistes admettent aujourd'hui l'existence d'une *cause inconnue*, qui n'est pas une *réaction locale*. Quand ils auront bien senti la nécessité où ils sont de reconnaître qu'il existe des causes dont on ne peut parler qu'en termes abstraits, ils verront que ce principe fait croûler toute leur Médecine. S'ils en avaient été pénétrés il y a quarante ans, et il y a plus de deux mille ans qu'on aurait pu l'être, la Science aurait moins souffert, et peut-être ses progrès auraient été plus rapides.

On a donc bien vu maintenant que si le *Vitalisme abstrait* demeure en paix avec certaines sectes de *Vitalistes superstitieux*, ce n'est ni par connivence, ni par faiblesse, mais par convenance et avec discernement.

Fesons maintenant la récapitulation de ces deux leçons.

1° Quiconque veut philosopher sur les agrégats vivans, et qui part de cette idée que les phénomènes vitaux ne peuvent pas se résoudre par les lois actuelles de la Physique et de la Chimie, est appelé *Vitaliste*.

2° *Principe Vital* est l'expression par laquelle on désigne abstractivement l'ensemble des conditions internes dont la présence produit nécessairement la vie, avec la notion de l'*unité* ou du *moi* du système.

3° Le *Vitalisme* est la collection de toutes les idées et des notions d'après lesquelles on a établi une distinction entre les agrégats vivans et les corps non vivans.

4° Le *Vitalisme* présente des nuances qui diffèrent, suivant le progrès que l'on a fait dans cette

carrière scientifique ; suivant la sympathie ou l'antipathie que l'on y éprouve ; ou suivant diverses
idées superposées qui ont été ajoutées aux propositions vraies. C'est d'après cela qu'il a paru convenable d'établir les espèces de *Vitalismes* que nous
allons énumérer.

1° *Vitalisme* de ceux qui ne l'acceptent qu'à *leurs
corps défendant* ;

2° *Vitalisme* des *Vitalistes sans le savoir* ;

3° *Vitalisme* des *Vitalistes incomplets* ;

4° *Vitalisme superstitieux* ;

5° Enfin, *Vitalisme Baconien*, qui est susceptible
d'autres qualifications propres à le faire distinguer
de ceux qui le précèdent : ainsi, il sera *résigné,
raisonné, avancé, abstrait*. Ces qualifications, fesant
antithèse avec celles des autres espèces de *Vitalisme*,
ne sont point les seules que le *Vitalisme Baconien*
puisse prendre. Ce dernier ; poursuivant son plan
d'oppositions, se glorifiera encore d'être *Médical*,
en rappelant ainsi combien il diffère de cet autre
Vitalisme qui ne fait ses théories que pour les adapter
aux seules maladies purement réactives.

Voilà donc au moins cinq différences considéra-
bles entre les Vitalistes.

« Vous voyez, Messieurs, a dit Mʳ LORDAT, com-
» bien il serait juste que, lorsqu'on veut caractériser
» une École ou un de ses membres en disant qu'il
» est *Vitaliste*, on s'empressât d'ajouter à ce mot
» une épithète qui pût en faire connaître l'espèce
» ou même le degré. Si l'on me dit que je passe pour
» *Vitaliste*, j'en conviendrai sur le champ, puis-
» que je m'honore du titre de Médecin ; mais après

» avoir accepté le nom générique, il me tardera
» d'entendre quel est le nom spécifique que les con-
» naisseurs devraient toujours y joindre. Mais ra-
» rement ceux qui s'occupent des qualifications met-
» tent de l'intérêt au fond des choses ; leur inten-
» tion principale est de censurer ou de satyriser les
» hommes, soit individuellement, soit collective-
» ment. Un caractère ridicule, un sobriquet inef-
» façable, voilà le but auquel ils aspirent. Ce qu'on
» a de mieux à faire, quand ils entament la ma-
» tière, c'est de se débarrasser d'eux aussitôt que
» la chose est possible. On en trouverait peut-être
» le moyen dans la conduite que suivit FRÉDÉRIC II,
» Roi de Prusse, à l'occasion d'un fait que plusieurs
» d'entre vous connaissent déjà sans doute.

» Le Pasteur d'un village assez loin de Berlin, avait
» conçu une antipathie singulière contre ce Prince
» qu'il ne connaissait point, et dont il ignorait même
» la vie publique. Il lui arrivait souvent de parler
» mal de FRÉDÉRIC dans ses sermons ; et comme il
» ne pouvait pas articuler des faits qui le rendissent
» odieux, il se contentait de le comparer à *Hérode*.

» Quelqu'un de ses paroissiens parla de ces dia-
» tribes. Le Roi en fut instruit ; il s'informa de la
» capacité et de l'intelligence de ce Ministre, et puis
» il le manda à Berlin pour qu'il eût à comparaître
» devant un Consistoire ou autre Tribunal ecclé-
» siastique. Il trouva à propos de désigner lui-même
» les membres de cette commission, et d'en être le
» chef. Ensuite, profitant de la simplicité du Pas-
» teur, qui ne connaissait ni les lieux, ni les indi-
» vidus, il s'affubla d'une robe de Ministre, et il
» fit les fonctions de Président.

» L'accusé introduit, FRÉDÉRIC lui fit des ques-
» tions sur la comparaison qu'il avait établie entre
» HÉRODE et le Roi. Le délinquant convint de tout.
» Alors le Président lui dit : *vous savez que l'histoire*
» *nous raconte la vie, les faits et gestes de quatre*
» *Hérodes. Dites-moi quel est celui de ces quatre à*
» *qui vous comparez le Roi, et faites-nous voir les*
» *rapports qui existent entre les vies de ces deux per-*
» *sonnages.* Le pauvre prédicant, qui n'était pas fort
» en Histoire, demeura muet et confondu. Après
» cette mystification, le Président lui dit d'un ton
» sévère : *retournez à votre paroisse; instruisez vos*
» *ouailles; mais gardez-vous de parler d'Hérode et*
» *du Roi, jusqu'à ce que vous connaîtrez bien la vie*
» *des quatre Hérodes et celle de Frédéric II.*

» Le Ministre convint qu'il avait eu tort, et il
» promit d'être plus juste à l'avenir. Il regagna son
» presbytère; mais comme il ne voulut pas entre-
» prendre l'étude de l'Histoire, on assure qu'il aima
» mieux ne plus parler ni d'*Hérode*, ni du *Roi.*

» Ce que l'on a fait avec autorité à un homme
» indiscret, qui avait plus de mauvaise volonté que
» de connaissances, vous pourriez l'essayer amica-
» lement sur des personnes en qui vous trouveriez
» plus de *préventions scientifiques* que de *véritable*
» *savoir*, lorsqu'elles lancent des traits mal ajustés
» contre une École célèbre ou contre ses membres.
» Quand un de ces importans s'adressera à vous,
» se raillera du *Vitalisme*, du *Principe Vital*, des
» *Vitalistes*, et entrelacera ses épigrammes des mots
» *Métaphysique*, *Épopée*, *Mysticisme*, distribués à
» peu près au hasard; vous ne feriez pas mal de

» parodier la question de FRÉDÉRIC, et de lui dire :
» *vous devez savoir qu'il existe cinq sortes de VITA-*
» *LISMES ; dites-moi quelle est l'espèce à laquelle vous*
» *comparez la doctrine qu'enseigne l'École ou l'indi-*
» *vidu que vous drapez ?* Si je ne me trompe, cette
» question l'embarrassera , et la conversation finira
» comme elle finit lors de la séance de Berlin. Mais
» je ne vous réponds pas que notre important ne
» revienne plus à la charge. Je ne sais pas, d'ailleurs,
» si les frondeurs de ce pays-ci sont susceptibles
» d'acquérir autant de justice et de sentiment de
» convenance , qu'en acquièrent les Pasteurs de
» Prusse, quand ils ont été avertis. »

FIN.

176